BEI GRIN MACHT SICH IHR WISSEN BEZAHLT

- Wir veröffentlichen Ihre Hausarbeit,
  Bachelor- und Masterarbeit

- Ihr eigenes eBook und Buch -
  weltweit in allen wichtigen Shops

- Verdienen Sie an jedem Verkauf

Jetzt bei www.GRIN.com hochladen und kostenlos publizieren

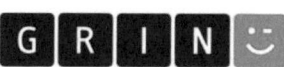

Florian Flügge

Die Gesundheitssituation älterer Menschen. Epidemiologie und Gesundheitsberichterstattung

GRIN Verlag

Bibliografische Information der Deutschen Nationalbibliothek:

Die Deutsche Bibliothek verzeichnet diese Publikation in der Deutschen National-
bibliografie; detaillierte bibliografische Daten sind im Internet über http://dnb.d-
nb.de/ abrufbar.

Impressum:

Copyright © 2008 GRIN Verlag, Open Publishing GmbH
Druck und Bindung: Books on Demand GmbH, Norderstedt Germany
ISBN: 978-3-668-00425-2

Dieses Buch bei GRIN:

http://www.grin.com/de/e-book/300981/die-gesundheitssituation-aelterer-menschen-
epidemiologie-und-gesundheitsberichterstattung

Inhaltsverzeichnis

Epidemiologie und Gesundheitsberichterstattung

Die Gesundheitswissenschaft hat zur Aufgabe, den Gesundheitszustand und die Förderung der Gesundheit der Gesamtbevölkerung zu deskribieren. Die Epidemiologie ist hier als grundlegende Disziplin der Gesundheitswissenschaft zu sehen.

Definition Epidemiologie

Brand et al. definiert Epidemiologie wie folgt: „Epidemiologie ist die Bearbeitung von Fragen aus dem Bereich der Medizin, der Gesundheitssystemforschung und der Gesundheitswissenschaft mit Methoden der empirischen Sozialforschung und der Statistik." (Brand et al. 2006:257). Man unterscheidet deskriptive und analytische Epidemiologie. Die deskriptive Epidemiologie beschreibt das Auftreten von bestimmten Krankheiten in der Bevölkerung in Verbindung mit demographischen Größen wie z.B. Alter und/oder Geschlecht. Die deskriptive Epidemiologie ist Voraussetzung für die analytische Epidemiologie, die Hintergründe von Krankheiten auf Basis der Daten der deskriptiven Epidemiologie zu eruieren versucht. Darauf aufbauend entwickelt die analytische Epidemiologie Hypothesen und überprüft sie. (Vgl. Beaglehole et al. 2008:21; Bartholomeyczik, S. et al. 2005:18f.; Brand et al. 2002:99ff.)

Aufgaben und Methoden der Epidemiologie

Die Epidemiologie beschäftigt sich u.a. mit negativen Gesundheitszuständen wie z.B. Krankheit und Mortalität. In der heutigen Zeit ist aber nicht nur das Auftreten von bestimmten Krankheiten in bestimmten Populationen von Bedeutung, vielmehr sind die Möglichkeiten zur Verbesserung der Gesundheit relevant. Hieraus lassen sich folgende Aufgaben und Ziele der Epidemiologie ableiten:

> ➢ „Identifikation von Risikofaktoren und Ursachen von Krankheiten (Krankheitsätiologie) bzw. Identifikation von gesundheitsförderlichen (salutogenen) Faktoren.

> ➢ Erklärung von geographischen/regionalen Unterschieden und von zeitlichen Veränderungen in der Häufigkeit bestimmter Erkrankungen.

> ➢ Beschreibung des natürlichen Verlaufs (Spontanverlaufes) von Erkrankungen.

> ➢ Beurteilung der Wirksamkeit und der Effizienz von medikamentöser Therapie, Präventionsmaßnahmen und medizinischen, rehabilitativen und psychosozialen Versorgungsmaßnahmen." (Guggenmoos-Holzmann, I. et al. 2003:394).

Man unterscheidet grundsätzlich zwischen Beobachtungsstudien und experimentelle Studien.

Beobachtungsstudien:

Beobachtungsstudien dienen lediglich der Beobachtung. Hier werden keine Experimente oder Untersuchungen durchgeführt. Man nutzt Beobachtungsstudien z. B. zur Erstellung von Hypothesen.

Experimentelle Studien:

Experimentelle Studien versuchen z. B. den Fortgang von Krankheiten durch eine therapeutische Maßnahme aktiv zu beeinflussen.

Zu der Gruppe der Beobachtungsstudien gehören:

➤ ökologische Studien,

  o versuchen Exposition und Erkrankungen in bestimmten Regionen und Bevölkerungsgruppen zu vergleichen.

➤ Querschnittstudien,

  o „Messen die Prävalenz von Krankheiten" (Beaglehole et al. 2008:77).

➤ Fall-Kontroll-Studien,

  o hier wird rückblickend versucht, mögliche Ursachen für Erkrankungen darzustellen

➤ Kohortenstudien

  o Hier werden bestimmte Personengruppen über einen festgelegten Zeitraum beobachtet. Zu Beginn der Untersuchung sind die Personen in Bezug auf die zu untersuchende Krankheit gesund. Ein Beispiel wäre Lungenkrebs. Hier vergleicht man dann z.B. Raucher (Risikofaktor: rauchen) mit Nichtrauchern und erhält dadurch die Inzidenz.

Zu den experimentelle Studien zählen:

- ➤ Randomisierte, kontrollierte Studien,

  - ○ Sie soll zeigen welche Wirkungen eine bestimmte Intervention hatte. Hier werden Individuen untersucht.

- ➤ Cluster-randomisierte, kontrollierte Studien,

  - ○ Sie soll zeigen welche Wirkungen eine bestimmte Intervention hatte. Hier werden Gruppen untersucht.

- ➤ Felduntersuchungen,

  - ○ Hier wird mit Probanden gearbeitet, die gefährdet, aber nicht erkrankt sind. (Vgl. Beaglehole et al. 2008:72ff.; Guggenmoos-Holzmann, I. et al. 2003:409ff; Kolip et al. 2002:99ff.; Hurrelmann, K. et al 2006:255ff.)

Die nachfolgende Grafik soll den Studientyp, die alternative Bezeichnung und die

Studientyp	Alternative Bezeichnung	Untersuchungseinheit
Beobachtungsstudien		
Ökologische Studien	Korrelationsstudien	Populationen
Querschnittstudien	Prävalenzstudien	Individuen
Fall-Kontroll-Studien	Fallbezogene Studien	Individuen
Kohortenstudien	Follow-up-Studien	Individuen
Experimentelle Studien		
Randomisierte, kontrollierte Studien	Klinische Studien	Individuen
Cluster-randomisierte, kontrollierte Studien		Gruppen
Felduntersuchungen		Gesunde Menschen
Populationsstudien	Gruppeninterventionsstudien	Bevölkerungsgruppen

Untersuchungseinheit epidemiologischer Studien veranschaulichen:

Abb. 1 Typen von epidemiologischen Studien.-Quelle: Beaglehole et al. 2008:72

Gesundheitsberichterstattung (Begriffsbestimmung und Aufgaben)

Die Gesundheitsberichterstattung hat zur Aufgabe, den Gesundheitszustand und die Gesundheitsversorgung der Bevölkerung darzustellen. Der Gesundheitszustand wird analysiert. Anhand dieses Ergebnisses wird dann ein eventueller Handlungsbedarf für die Gesundheitspolitik abgeleitet. Die Gesundheitsberichte werden regelmäßig erstellt. An der Berichterstattung sind das Robert-Koch-Institut und das Statistische Bundesamt beteiligt. Das Robert-Koch-Institut ist für die inhaltliche Gestaltung verantwortlich und das Statistische Bundesamt ist für die Pflege der Daten bzw. des Berichtes verantwortlich. Die Gesundheitsberichterstattung bedient sich verschiedener Indikatoren um den Gesundheitszustand der Bevölkerung oder von bestimmten Gruppen (z.B. älter Menschen) zu dokumentieren. Die wichtigsten Indikatoren sind:

- Morbiditätsindikatoren,

- Mortalitätsindikatoren,

- Ressourcenindikatoren,

- Krankheitsfolgenindikatoren,

- Risikoindikatoren,

- Kostenindikatoren.

Die Gesundheitsberichterstattung bedient sich mehrerer Datenquellen. Nachfolgend werden die wichtigsten genannt:

- Statistiken der Krankenhäuser,

- Statistiken der Versicherer und

- Statistiken der Gesundheitsämter. (Vgl. Annuß et al. 2006:375ff.; Borgers et al. 2002:229ff.)

Die Gesundheitssituation älterer Menschen

Die selbständige, selbstverantwortliche und persönlich sinnerfüllte Lebensgestaltung ist als ein wesentliches Merkmal der Gesundheit im Alter anzusehen. Eine aktive Lebensführung und eine positive Lebenseinstellung ist für ältere Menschen ebenso wichtig. Dabei spielen Faktoren wie z.B. die Lebensweise der Personen in der Vergangenheit und Gegenwart, sogenannte personale Faktoren, als auch Faktoren die die allgemeinen gesellschaftlichen Bedingungen betreffen (z.B. soziale Beziehungen) eine wichtige Rolle. Die personalen Faktoren zeigen die große Bedeutung der Gesundheit im Alter. Die individuell sinnerfüllte Gestaltung des täglichen Lebens ist neben dem gesundheitsbewussten Verhalten besonders hervorzuheben. Die Art und Weise, wie sich Personen z.b. mit Konflikten auseinandergesetzt haben ist besonders beim Auftreten von chronischen Krankheiten von großer Bedeutung, denn Gesundheit lässt sich hier verstehen als eine Fähigkeit trotz einer Erkrankung ein erfülltes Leben zu führen. Das bestätigt auch das Bundesgesundheitssurvey von 1998, das mittels eines Fragebogens die Erfassung von Indikatoren zur gesundheitsbezogenen subjektiven Lebensqualität erfasste. Im Ergebnis wurde deutlich, dass bei den höheren Altersgruppen im Vergleich zu den jüngeren die körperliche Funktionsfähigkeit geringer ist. Die seelischen und psychischen Funktionen unterscheiden sich nur gering zu den der jüngeren Altersgruppe. Eine weitere Studie (Berliner Altersstudie, BASE) hat ergeben, dass die Selbstdefinition alter und sehr alter Menschen insgesamt für ein aktivitätsbezogenes und gegenwartsbezogenes Selbstbild spricht. Gesundheit nimmt hier mit zunehmendem Alter einen größeren Stellenwert ein. Die Studien stimmen mit dem Ergebnis überein, dass Menschen mit gesundheitlichen Einschränkungen und sozialen Verlusten keine psychischen oder psychosomatischen Probleme aufweisen. Als Ergebnis kann eine hohe psychische Resistenz genannt werden. Das heißt aber gleichzeitig auch, dass die Resistenz bei mehreren Einschränkungen zu einer Abnahme von z.B. körperlichen Ressourcen führt. Weiter bedeutet dies, ist eine Person psychisch nicht so belastbar nimmt auch die Gefahr psychischer und psychosomatischer Einschränkungen zu. (Vgl. Robert Koch Institut et al. (Gesundheit im Alter, Heft 10) 2005: 13ff.)

Körperliche Erkrankungen

Der körperliche Gesundheitszustand wird trotzdem wir bereits im vorherigen Kapitel zum beschreiben haben, dass mehrere Faktoren eine Rolle spielen, überwiegend über das existieren von Erkrankungen verstanden. Dazu sind weitere Faktoren, die nachfolgend genannt werden von Bedeutung: sensorische und motorische Funktionen, Selbständigkeit im Alltag und das subjektive Befinden. „Aus den Befunden der Berliner Altersstudie, in der die Altersspanne von 70 bis 103 Jahren, d.h. vor allem das >>vierte Lebensalter<< erfasst wurde, geht u.a. hervor, dass bei 96 % der 70-jährigen und älteren Menschen mindestens eine bis 30 % fünf und mehr internistische, neurologische oder orthopädische behandlungsbedürftige Erkrankungen diagnostiziert wurden. Dabei standen die mit einer deutlichen Verkürzung der weiteren Lebenserwartung einhergehenden Herz-Kreislauf-Erkrankungen im Vordergrund. Gefäßerkrankungen wie die koronare Herzkrankheit und die periphere sowie zerebrovaskuläre Verschlusskrankheit ließen sich in mittel- bis schwergradiger Ausprägung bei 36 %, eine mittel- bis schwergradige Herzinsuffizienz bei 24 % der Untersuchungsteilnehmer finden. Von den Personen mit einer dieser genannten Erkrankungen sind bis 28 Monate nach der Untersuchung 20 % verstorben, im Vergleich zu 6 % der übrigen Personen. Die häufigsten Behandlungsbedürftigen Nebendiagnosen älterer Patienten, die wegen der Hauptdiagnose Schlaganfall oder Fraktur (meist Schenkelhalsfraktur) stationär behandelt werden müssen, bestätigen den Befund, wonach im Alter die Herz-Kreislauf-Erkrankungen besonderes Gewicht besitzen." (Robert Koch Institut et al. (Gesundheit im Alter, Heft 10) 2005:16.).

Allein eine Diagnose einer bestimmten Erkrankung ist nicht ausreichend um den körperlichen Gesundheitszustand älterer Menschen zu deskribieren. Es ist vielmehr von Bedeutung, ob und inwieweit sich Krankheiten auf körperliche Funktionen und die Selbstständigkeit von Personen auswirkt zu beachten. (Robert Koch Institut et al. (Gesundheit im Alter, Heft 10) 2005:15f.).

Psychische Störungen (Demenzen, Depressionen) Demenzen:

Bei den Demenzen nimmt die Alzheimerdemenz ca. zwei Drittel aller Demenzen ein. 15-20 % entfallen auf vaskuläre Demenzen. Der Rest entfällt auf Mischformen und seltene Demenzen. Hiervon zu differenzieren sind die kurzzeitigen Verwirrtheitszustände, die durch hohe psychische Belastungen oder Medikamente hervorgerufen werden. Sie sind nur von kurzer Dauer (Stunden oder Tage), durch Therapie jedoch gut zu behandeln. Die nachfolgende Abbildung soll die Neuerkrankungen an Demenz, unterschieden nach Alter und Geschlecht:

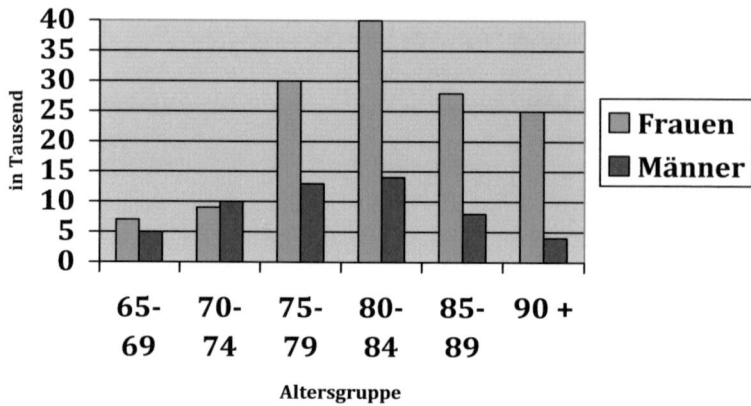

Schätzung der jährlichen Anzahl von Neuerkrankungen an Demenz nach Alter und Geschlecht

Ab b.2 Schätzung der jährlichen Neuerkrankungen an Demenz.-Quelle: Saß, A. C. et al. (Gesundheit und Krankheit im Alter), 2009:50.

Depressionen:

Von Behandlungsbedürftigen Depressionen spricht man, wenn die Symptome wenigsten 14 Tage anhalten. Bei der Diagnosefindung sind Majore Depressionen und Dysthymien hervorzuheben. Majore Depressionen werden in leichte, mittelgradige und schwere Episoden differenziert. Die Mindestdauer von Majoren Depressionen beträgt zwei Wochen. Während Dysthymien sich durch schwächere Symptomatik auszeichnet. Falls sie sich chronifiziert, hält sie für mindestens zwei Jahre. Diverse Bevölkerungsstudien zeigen schwere Depressionen (1-5 % beim älteren Menschen), so kann festgestellt werden, dass sich schwere Depressionen nicht altersbedingt steigern. (Vgl. Saß, A. C. et al. (Gesundheit und Krankheit im Alter), 2009:51f.).

Die Versorgungssituation älterer Menschen

Allgemeine Versorgungssituation

Sieht man sich die aktuellen Versorgungsstrukturen der medizinischen und pflegerischen Versorgung genauer an, zeigt sich, dass nur wenige Angebote ausschließlich für ältere Menschen angeboten werden. Die geriatrische Versorgung ist hier eine Ausnahme. Sollte man doch davon ausgehen, dass pflegebedürftige Personen ganzheitlich und aktivierend gepflegt werden, um deren Ressourcen längst möglich zu erhalten. Die Versorgung der Personen sollte sich an dem tatsächlichen Hilfebedarf orientieren. Jedoch wird der überwiegende Teil ganz klassisch ambulant oder stationär versorgt.

Pflegebedarf und pflegerische Versorgung

Grundsätzlich kann an den Pflegestufen ein Pflegebedarf abgeleitet werden. Denn bei einer Begutachtung durch den Medizinischen Dienst der Krankenversicherung wird ja der Pflegebedarf einer pflegebedürftigen Person beurteilt. Bei der Einteilung der Pflegebedürftigkeit lässt hier aber eine spezifische Entwicklung erkennen. Die Zahl der Pflegebedürftigen ab dem 70. Lebensjahr in Pflegestufe 1 hat von 1999-2005 eminent von 46 % auf 51 % zugenommen, während sich die Anzahl der im selben Alter befindlichen Pflegebedürftigen in Pflegestufe 2 dazu um 2 % (von 39 % auf 37 %) verringerte. Die Anzahl der in Pflegestufe 3 befindlichen Pflegebedürftigen blieb relativ konstant bei 13 %. Das ist darauf zurückzuführen, dass die Pflegebedürftigen in Pflegestufe 1 an vergleichsweise geringen Einschränkungen leiden und aus diesem Grund über längere Zeit in dieser Pflegestufe verbleiben. Dazu kommen dann immer weitere Einstufungen in Pflegestufe 1, was dann einen stetigen Anstieg zur Folge hat. (Vgl. Hoffmann, E. et al. 2007 (Report Altersdaten, 3.Bd.), S.15).

In der nachfolgenden Abbildung soll die Verteilung der Pflegebedürftigen ab dem 70. Lebensjahr nach Art der Versorgung verdeutlicht werden.

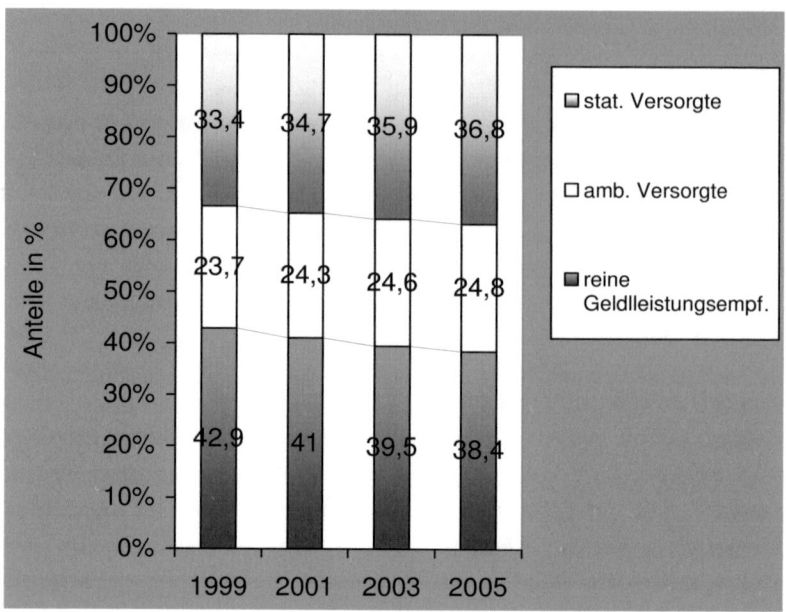

Abb.3 Pflegebedürftige ab dem 70. Lebensjahr nach Art der Versorgung 1999 bis 2005.-
Quelle: Hoffmann, E. et al. 2007 (Report Altersdaten, 3.Bd.), S.16).

Ambulante Pflege

Zurzeit werden ca. 1,4 Millionen pflegebedürftige Personen ambulant betreut bzw. versorgt.
Im Zeitraum zwischen Ende 2003 und Ende 2006 hatte die ambulante Pflege einen Zuwachs
von rund 2,2 %. 59 % der ambulant versorgten Personen waren gegen Ende 2006 in
Pflegestufe 1 eingestuft.32 % waren in Pflegestufe 2 und 9 % in Pflegestufe 3 eingestuft. Zu
den Angeboten der ambulanten Dienste zählen sowohl Tätigkeiten des SGB XI (Leistungen
der Pflegeversicherung) als auch des SGB V (Leistungen der Krankenversicherung (vgl. List,
S. M. et al. (Gesundheit und Krankheit im Alter), 2009:178).

Die nachfolgende Abbildung soll die Entwicklung der ambulanten Pflegedienste und Anzahl
der versorgten Pflegebedürftigen Personen 1999 und 2005 deutlich machen:

	Pflegedienste		Pflegebedürftige		Pflegebedürftige pro Pflegedienst	
	1999	2005	1999	2005	1999	2005
Gesamt	10.820	10.977	415.289	471.543	38	43

Tab.1 Entwicklung der Pflegedienste und Anzahl der versorgten Pflegebedürftigen 1999 und 2005.-Quelle: List, S. M. et al. (Gesundheit und Krankheit im Alter), 2009:178.

Stationäre Pflege

Im Jahr 2005 wurden ca. ein Drittel aller pflegebedürftigen Personen in Pflegeeinrichtungen versorgt. Im Gegensatz zu den ambulant versorgten Personen sind die in den Pflegeeinrichtungen pflegebedürftiger, was auf den höheren pflegerischen Bedarf zurückzuführen ist. 2005 betrug die Zahl der Pflegeinrichtungen die voll- und teilstationäre Pflege angeboten haben 10.424, in den Einrichtungen standen insgesamt 757.126 Plätze zur Verfügung. Im Jahr 2003 hingegen gab es 7 % weniger Pflegeeinrichtungen und daraus resultierend 6,2 % weniger Plätze. Die überwiegende Anzahl der Pflegeeinrichtungen (9.400) haben Dauerpflege erbracht. Die anderen Einrichtungen erbrachten Kurzzeit- und/oder Tages- sowie Nachtpflege. Hier kamen auf die Kurzzeitpflege 19.044 und auf Tages- sowie Nachtpflege 327 Plätze. Die vollstationären Pflegeinrichtungen waren zu 88,7 % belegt. Bis zum Jahr 2005 waren die Kosten zur Pflege für Angehörige und pflegebedürftige Personen beträchtlich. Durch die Lancierung der Pflegeversicherung (1995) wurden diese Kosten für Angehörige und pflegebedürftige Personen minimiert. Weiter hat die Pflegeversicherung dazu geführt, dass die Versorgung dem ansteigenden Pflegebedarf angepasst wurde. Die Einrichtungen sollen laut Gesetz durch den Medizinischen Dienst der Krankenversicherung auf Qualität überprüft werden. Desweiteren werden die Pflegeinrichtungen auch von der Heimaufsicht überprüft. Bundesweite Qualitätsprüfungen ergaben eine Qualitätsverbesserung der Pflegesituation in der Zeit von 2003 bis 2006. In 35,5 % der begutachteten Fälle zeigten sich aber auch erhebliche Defizite in Bezug auf die Dekubitusprophylaxe. Bei ca. einem Drittel der begutachteten Fälle wurde eine defizitäre Ernährungs- und Flüssigkeitsversorgung festgestellt. 15,5 % der begutachteten Personen waren bezüglich einer bedarfsgerechten Inkontinenzversorgung defizitär versorgt. Auch die Betreuung von Personen mit gerontopsychiatrischen Erkrankungen (bei ca. 30 %) war nicht bedarfsgerecht. Angesichts dieser Kriterien ergab sich ein deutlicher Bedarf an Optimierung. (Vgl. List, S. M. et al. (Gesundheit und Krankheit im Alter), 2009:190f.).

11

Die Ernährungssituation älterer Menschen

Mit zunehmendem Alter entstehen gewisse Risiken, die dazu führen, dass eine Person nicht ausreichend ernährt ist. Das Appetit- und Durstempfinden lässt nach, die Geruchs- und Geschmackswahrnehmung verändert bzw. reduziert sich und es ist im Allgemeinen eine höhere Nährstoffdichte erforderlich um den täglichen Bedarf zu decken. Das bedeutet aber nicht, dass ein höheres Alter gleichzeitig auch ein Risiko für eine unzureichende Aufnahme von Speisen und Getränken ist. Allgemein wirkt sich ein mangelhafter Ernährungszustand ungünstig auf den Gesundheitszustand aus, ganz besonders jedoch auf die Situation von Menschen mit schwerwiegenden und/oder chronischen Erkrankungen. Altersbedingte funktionelle Defizite (z.B. Motorik, Sehvermögen) verstärken eine unzureichende Nahrungsversorgung. Hier muss viel Wert auf ausreichende kalorische, vitamin- und spurenelementreiche Nahrungszufuhr geachtet werden. Einer Unterversorgung bzw. Mangelernährung kann gut mit hochwertigen Zwischenmahlzeiten sowie Nahrungssupplementen vorgebeugt werden. In der professionellen Pflege besteht eine gewisse Problematik bezüglich der Ernährung. Die Bedeutung von Ernährung wird hier häufig unterschätzt bzw. ignoriert. Die Nahrungsaufnahme wird oft auf das Anreichen der Speisen reduziert. Auch wird die Unterstützung beim Essen und Trinken häufig als lästige Pflicht empfunden. Weitgehend fehlende Kenntnis der Bedeutung von Mangelernährung ist hier auch noch zu nennen. Eine Untersuchung von 231 Patienten mit PEG durch den MDK in Hessen hat ergeben, dass bei 40 % der Patienten kein Gewicht ermittelt wurde, ca. 70 % waren nicht ausreichend ernährt. (Vgl. MDS 2003:14)

Ernährungsverhalten und Energiezufuhr

Hier ist grundsätzlich zu erwähnen, dass Frauen sich gesünder ernähren und Männer mehr Nahrung insgesamt zu sich nehmen. Die empfohlene Tagesmindestmenge an zu verzehrendem Obst liegt bei 400 Gramm. Beide Geschlechter verzehren davon zusammen täglich ca. die Hälfte. „Obst und Gemüse bilden wesentliche Bestandteile einer gesunden Ernährung, die insgesamt vielseitig und fettarm sein sollte. Pflanzliche Öle und Fette enthalten einen hohen Anteil ungesättigter Fettsäuren, die Herz-Kreislauf-Erkrankungen vorbeugen können, und sind deshalb tierischen Fetten vorzuziehen. Diese Empfehlungen lassen sich beispielsweise in Form der so genannten mediterranen Diät umsetzen. Eine mediterrane Diät beinhaltet außerdem den häufigen Verzehr von Fisch. Inzwischen gibt es für die gesundheitsförderliche Wirkung einer solchen Ernährung Hinweise aus mehreren Studien, zudem bietet mediterrane einen hohen Essensgenuss. Die tägliche Flüssigkeitszufuhr sollte bei 1,5 bis zwei Litern liegen, was von Erwachsenen beiderlei Geschlechts in der Regel auch beherzigt wird. Lediglich Personen ab 65 Jahren trinken häufig zu wenig. Generell machen hierzulande Trinkwasser und Kaffee den größten Teil der aufgenommenen Flüssigkeitsmenge aus." (Robert Koch Institut et al. (Gesundheit in Deutschland) 2006:97). Die Ernährung der deutschen kann ganz allgemein als unausgewogen bezeichnet werden. Als Hauptenergielieferanten dienen Milch- und Milchprodukte. Abgesehen von Kalzium und einigen Vitaminen, was sich günstig auf die Nährstoffversorgung auswirkt, werden dem Körper Fette in Form gesättigter Fettsäuren zugeführt, was dann den Organismus unnötig belastet. Brot ist die zweitwichtigste Nahrungsquelle, andere Getreideformen nehmen eher eine untergeordnete Rolle ein. Hoch im Kurs stehen bei Männern Süßwaren, Pflanzenfett, tierische Produkte sowie Bier. Frauen dagegen bevorzugen Süßigkeiten, pflanzliche Fette und Obst. Die Energiezufuhr nimmt im Alter ab. Personen über dem 70. Lebensjahr nehmen in der Regel ein Drittel weniger Kalorien zu sich. Bei zwei untersuchten männlichen Personengruppen im Alter von 40-70 Jahren (Gruppe 1), und im Alter von 24-43 Jahren (Gruppe 2) wurde eine tägliche Differenz der täglich zu sich genommenen Kalorien von mind. 400 Kalorien festgestellt. Rund 60 % der Personen, die in eine Pflegeeinrichtung ziehen, sind bei der Aufnahme unterernährt. (Vgl. Robert Koch Institut et al. (Gesundheit in Deutschland) 2006:97; MDS 2003:11ff.)

Nähstoffversorgung

Durchschnittlich ist die deutsche Bevölkerung bedarfsgerecht mit Energie versorgt, das zieht sich durch fast alle Altersgruppen. Ausgenommen sind hier ältere Menschen und junge Frauen, bei diesen beiden ist die Aufnahme von Energie geringer. Der Anteil von Fett in der Nahrung hat sich zwischen 1978/79 und1998 von 40 % auf 33 % reduziert. Dennoch gibt es vereinzelt Erwachsene (10-15 %) die 40 % ihrer aufgenommenen Energie aus Fetten beziehen. Besonders gravierend ist hier die Fettaufnahme aus versteckten Fetten in Milch- und Milchprodukten, Streichfetten, Bratfetten und Backfetten sowie in Wurst. Man sollte gesättigte und ungesättigte Fettsäuren im Verhältnis von 1:2 zu sich nehmen. Momentan liegt dieses Verhältnis bei 1:1,2. Daraus resultiert, dass die Bevölkerung zu viele tierische Fette zu sich nimmt. Das wiederum bedeutet, dass die Aufnahme von Cholesterin gesteigert ist, da es in tierischen Fetten enthalten ist. Die Nährstoffversorgung der älteren Menschen ist unzureichend. Hier sind besonders Zink, Einsen und Vitamin B 12 zu erwähnen. (Vgl. Robert Koch Institut et al. (Gesundheit in Deutschland) 2006:97; MDS 2003:35).

Schlussbetrachtungen

Nach der ersten Literaturanalyse wurde sehr schnell deutlich, dass es sich um ein sehr umfangreiches Thema handelt. Rückblickend ist festzustellen, dass 15 Seiten angesichts der Menge an Informationen, die zur Verfügung standen, fast ein wenig knapp waren. Ich hoffe trotzdem, dass es mir gelungen ist einen Einblick, wenn auch nur einen sehr kleinen, in die Thematik zu ermöglichen. Ich hätte noch einige Punkte bearbeiten können, ja eigentlich sogar müssen, um die Thematik umfassend abzubilden. In Bezug auf die Ernährungssituation haben sich meine Befürchtungen leider bestätigt. Es ist erschreckend, dass so viele Menschen nicht einmal bedarfsgerecht mit Nahrungsmitteln und Nährstoffen versorgt werden. Hier ist es unbedingt notwendig, dass ein Umdenken der professionellen Pflege erfolgt, um diesen Problemen entgegenzuwirken. Pflegekräfte müssen gezielt auch in Bezug auf die Ernährung älterer Menschen fortgebildet werden. Ich denke auch das Public Health weiter dazu beitragen kann, dass dieses Thema in der Politik auch noch stärker diskutiert wird. Auch durch gezielte Fortbildungen zum Thema Ernährung im Alter und Mangelernährung in Einrichtungen der stationären Pflege, kann ein Beitrag geleistet werden um den Pflegenden dieses Thema näher zu bringen. Nur so kann die Notwendigkeit der bedarfsgerechten Versorgung mit Nahrung und Nährstoffen erläutert werden.

Literaturverzeichnis

Annuß, R., Bardehle, D. (2006): Gesundheitsberichterstattung. In: Hurrelmann, K., Laaser, U., Razum, O. (Hrsg.): Handbuch Gesundheitswissenschaften. 4., vollst. überarb. Auflg., Weinheim u.a.: Juventa: 375-416.

Bartholomeyczik, S. (2005): Zur Epidemiologie und ihrer Bedeutung für die Pflege. In: Bartholomeyczik, S., Nonn, C. R. (Hrsg.): Fokus: Epidemiologie und Pflege. Hannover: Schlütersche: 18-31.

Beaglehole, R., Bonita, R., Kjellström, T. (2008): Einführung in die Epidemiologie. 2., vollst. überarb. Aufl., Bern: Huber.

Borgers, D., Streich, W. (2002): Gesundheitsberichterstattung. In: Kolip, P. (Hrsg.): Gesundheitswissenschaften-Eine Einführung. Weinheim u.a.: Juventa: 229-245.

Brand, A., Brand, H. 2002): Epidemiologische Grundlagen. In: Kolpi, P. (Hrsg.): Gesundheitswissenschaften-Eine Einführung. Weinheim u.a.: Juventa: 99-123.

Brand, A., Brand, H., Laaser, U., Schröder, P. (2006): Epidemiologische Verfahren in den Gesundheitswissenschaften. In: Hurrelmann, K., Laaser, U., Razum, O. (Hrsg.): Handbuch Gesundheistwissenschaften. 4., vollst. überarb. Auflg., Weinheim u.a.: Juventa: 255-300.

Guggenmoos-Holzmann, I., Stark, K. (2003): Wissenschaftliche Ergebnisse deuten und nutzen. In: Schwartz, F. W., Badura, B., Busse, R., Leidl, R., Raspe, H., Siegrist, J., Walter, U. (Hrsg.): Das Public Health Buch-Gesundheit und Gesundheitswesen. 2., völl. neu bearb. und erw. Auflg., München u.a.: Urban und Fischer: 393-417.

Hoffmann, E., Menning, S.(2009): Funktionale Gesundheit und Pflegebedürftigkeit. In: Böhm, K. (Statistisches Bundesamt), Tesch-Römer, C. (Deutsches Zentrum für Altersfragen), Ziese, T. (Robert Koch Institut), (Hrsg.): Gesundheit und Krankheit im Alter. Beiträge zur Gesundheitsberichterstattung. Berlin: Robert Koch Institut: 62-78.

Hoffmann, E., Nachtmann, J. (2007): Versorgung nach Pflegebedarfen. In: Bd.1 des Report Altersdaten, GeroStat, statistisches Informationssystem des DZA (Deutsche Zentrum für Altersfragen).

Medizinischer Dienst der Spitzenverbände der Krankenkassen e.V. (2003): Grundsatzstellungnahme-Ernährung und Flüssigkeitsversorgung älterer Menschen. Essen.

List, S. M., Ryl, L., Schelhase, T., (2009): Angebote der ambulanten und stationären Versorgung. In: Böhm, K. (Statistisches Bundesamt), Tesch-Römer, C. (Deutsches Zentrum für Altersfragen), Ziese, T. (Robert Koch Institut) (Hrsg.): Gesundheit und Krankheit im Alter. Beiträge zur Gesundheitsberichterstattung. Berlin: Robert Koch Institut: 167-193.

Robert Koch Institut, Statistisches Bundesamt (2005): Gesundheit im Alter. Gesundheitsberichterstattung des Bundes. geänd. Auflg., Berlin: Robert Koch Institut.

Saß, A. C., Wurm, S., Ziese, T. (2009): Somatische und psychische Gesundheit. In: Böhm, K. (Statistisches Bundesamt), Tesch-Römer, C. (Deutsches Zentrum für Altersfragen), Ziese, T. (Robert Koch Institut) (Hrsg.): Gesundheit und Krankheit im Alter. Beiträge zur Gesundheitsberichterstattung. Berlin: Robert Koch Institut: 31-61.

Robert Koch Institut, Statistisches Bundesamt (2006): Gesundheit in Deutschland. Gesundheitsberichterstattung des Bundes. Berlin: Robert Koch Institut.